MW01234594

Dieta Mediterranea Facile

La guida completa per principianti con ricette facili per un'alimentazione

sana e gustosa

INDICE

Introduzione

La dieta mediterranea è una delle diete più conosciute nel mondo e che aiutano a vivere più a lungo.

La dieta include molte verdure, frutta, legumi, cereali integrali e noci. . Si raccomanda di mangiare pescealmeno due volte a settimana e di fare esercizio fisico quotidiano..

Il libro "Dieta Mediterranea: Preparazione pasti", include tutti i tipi di ricette che vi permetteranno di seguire questa dieta sana in modo più pratico dandovi, la possibilità di cucinare in anticipo, in modo da facilitarvi la preparazione dei pasti in qualsiasi momento!!

La Dieta Mediterranea: Preparazione pasti vi fornirà la chiave per uno stile di vita più sano .e vi permetterà di seguire lo stile alimentare mediterraneo ogni volta che lo desiderate..

Il libro è la guida perfetta per chiunque voglia adottare uno stile di vita corretto come quello della dietamediterranea..

Le ricette sono facili da cucinare e vi consentiranno di preparare anticipatamente dei pasti sani. Il libro include ricette per colazione, pranzo, cena, spuntini e dolci. Tutto ciò di cui avrete bisogno per seguireregolarmente la dieta mediterranea!!

Il fatto che molte delle ricette richiedono solo pochi minuti per essere preparate, rende questa dieta moltopiù facile da seguire rispetto alla maggior parte delle diete che richiedono un periodo di tempo maggiore per la preparazione delle pietanze.

Niente più preoccupazioni su cosa cucinare e come cucinarlo. Basta mischiare gli ingredienti abbinandovi lericette e avrete un pasto delizioso e sano pronto in pochissimo tempo!

Non vi stancherete mai di mangiare sempre lo stesso pasto. Mangiare la stessa cosa ogni giorno oltre a causare noia, porta il corpo all'assuefazione, quindi cambiare le pietanze di giorno in giorno è essenziale permantenere uno stile di vita sano..

La dieta mediterranea si concentra sull'equilibrio. Le svariate ricette non vi daranno la sensazione di mangiare sempre la stessa cosa. Le variazioni di formaggio, carne, frutta e verdura garantiscono una varietà di sapori.

Questo regime alimentare è un'ottima dieta da seguire in quanto può ridurre le probabilità di sviluppareobesità, diabete o malattie cardiovascolari. Può anche aiutarvi a vivere più a lungo.

La Dieta Mediterranea: Preparazione pasti vi aiuterà più facilmente e senza grande sforzo ad ottenere unostile di vita più sano Renderà il vostro nuovo stile di vita più piacevole!!

La dieta mediterranea è ben nota da molto tempo ormai. È una delle diete più conosciute del nostro tempoe per il fatto che permetta di vivere più a lungo, è seguita da milioni di persone.

Ho preso il meglio del meglio per scrivere questo libro. Le ricette della dieta mediterranea combinate con levostre nuove tecniche di preparazione dei pasti vi aiuteranno a godere di tutti i benefici che derivano dall'essere più sani. I ricettari più salutari combinati in un unico libro...Buon appetito!

Se avete intenzione di mantenere uno stile di vita sano senza troppi sforzi, questo è il libro che fa per voi!! Questo libro vi aiuterà a scoprire i benefici dell'alimentazione mediterranea e vi mostrerà come renderla piùfacile da seguire!!

Se state cercando un modo per mantenere il vostro corpo in forma, allora non andate altrove. La dietamediterranea è il sistema alimentare migliore che vi aiuterà a raggiungere proprio questo obiettivo! !

Seguendo le indicazioni di questo libro, avrete una salute ottimale e potrete godervi la vita come mai primad'ora!!

Se state cercando dei modi per migliorare la vostra salute, allora non cercate altrove. Le ricette di questo libro sono abbastanza facili da realizzare per tutti e assicurano al vostro corpo un ottimo stato di salute perparecchi anni.

Colazione

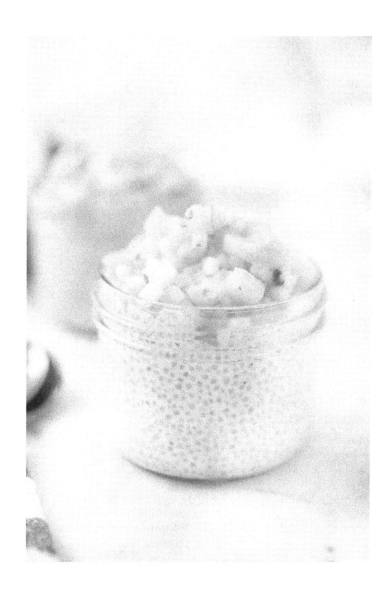

Budino di chia lasciato riposare durante la notte

Tempo di preparazione: 5 minuti

Tempo di Cottura: 8 ore 5 minuti

Porzioni: 2

Ingredienti:

- 80 grammi di semi di chia

- 500 ml di latte di cocco leggero

- 3 cucchiaini da tè di miele

- 30 grammi di banana tagliata a fette

- 30 grammi di lamponi freschi

- mezzo cucchiaio di mandorle tagliate

- ½ cucchiaio da tavola di noci tagliate a pezzetti

- 2 cucchiaini da tè di cacao in polvere non zuccherato

Indicazioni:

- Mescolare i semi di chia, il latte di cocco e due cucchiaini di miele in una ciotola. Distribuireil tutto in barattoli di vetro e mettere in frigo per otto ore o durante tutta lanotte. .

- Toglierli dal frigo e coprirli con lamponi, mandorle, banana, cacao e noci. Cospargere ilmiele rimanente.

Valori nutrizionali:

- Calorie: 301

- Proteine: 13 Grammi

- Grassi: 63 Grammi

- Carboidrati: 41 Grammi; Sodio:38 mg

Insalatona di banane

Tempo di preparazione: 5 minuti

Tempo di Cottura: 10 minuti

Porzioni: 4

Ingredienti:

- 1 kg e 120 grammi di yogurt greco alla vaniglia

- 2 Banane affettate

- 32 grammi di farina di semi di lino

- 60 grammi di burro d'arachidi, cremoso e naturale

- 1 cucchiaino di noce moscata

Indicazioni:

- Suddividere lo yogurt in quattro ciotole e aggiungere le banane.

- Prendere una ciotola per microonde e sciogliere il burro a intervalli di dieci secondi. Versaresulle fette di banana e guarnire con semi di lino e noce moscata prima di servire.

Valori nutrizionali:

- Calorie: 440; Proteine: 14,5 Grammi

- Grassi: 16,6 Grammi; Carboidrati: 49 Grammi

- Sodio: 73mg

Barrette di quinoa

Tempo di preparazione:5 minuti

Tempo di Cottura: 10 minuti

Porzioni: 6

Ingredienti:

- 4 barrette di cioccolato semidolce, 115 grammi ciascuna, tritate

- mezzo cucchiaino di estratto di vaniglia puro

- 1 cucchiaio di burro d'arachidi

- 90 grammi di quinoa secca

Indicazioni:

- Iniziare a scaldare una pentola e poi aggiungere la quinoa. Mescolare fino a quando non ècotta e diventa di color dorato.

- Aggiungere il burro di arachidi, il cioccolato fuso e la vaniglia prima di mescolare bene.

- Versare questo composto su una teglia da forno, e assicurarsi che sia distribuitouniformemente.

- Mettere in frigo per tre o quattro ore, e rompere in pezzi prima di servire.

Valori nutrizionali:

- Calorie: 110

- Proteine: 4,7 Grammi

- Grassi: 1,9 Grammi

- Carboidrati: 45,9 Grammi; Sodio: 59 mg

Pere sciroppate

Tempo di preparazione: 5 minuti

Tempo di Cottura: 45minuti

Porzioni: 4

Ingredienti:

- 4 pere intere

- 65 ml di succo di mela

- 250 ml di succo d'arancia

- 1 cucchiaino di cannella

- 1 cucchiaino di noce moscata

- 62, 5 grammi di lamponi, freschi

- 2 cucchiai di scorza d'arancia

Indicazioni:

- Mettere il succo di mela, il succo d'arancia, la noce moscata e la cannella in una ciotola.

- Sbucciare le pere e assicurarsi di lasciare intatti i piccioli..

- Rimuovere i noccioli, ma assicurarsi di rimuoverli dal fondo.

- Mettere insieme i succhi e le pere in una padella poco profonda. Cuocere a fuoco medio eportare a ebollizione.

- Lasciare cuocere a fuoco lento per una mezz'ora.

- Girarle regolarmente, assicurandosi che non arrivino a bollire.

- Guarnire con scorza d'arancia e lamponi.

Valori nutrizionali:

- Calorie: 140

- Proteine: 1 Grammo

- Grassi: 0,5 Grammi

- Carboidrati: 34 Grammi

- Sodio: 9 mg

Bacche marinate

Tempo di preparazione: 5 minuti

Tempo di Cottura: 2 ore 5 minuti

Porzioni: 2

Ingredienti:

- 60ml di aceto balsamico

- 100 grammi di fragole

- 95 grammi di mirtilli

- 62, 5 grammi di lamponi

- 2 biscotti friabili

- 2 cucchiai di zucchero di canna imballato

- 1 cucchiaino di estratto di vaniglia puro

Indicazioni:

- Iniziare mescolando lo zucchero di canna, la vaniglia e l'aceto balsamico in una ciotola, epoi frullare i frutti di bosco in un'altra ciotola. Versare la marinata sulla frutta e lasciarla marinareper dieci o quindici minuti.

- Scolare e poi lasciar raffreddare per un massimo di due ore.

- Dividere la frutta raffreddata in ciotole servire con i frollini a lato.

Valori nutrizionali:

- Calorie: 176

- Proteine: 2 Grammi

- Grassi: 4 Grammi; Carboidrati: 33 Grammi

Pranzo

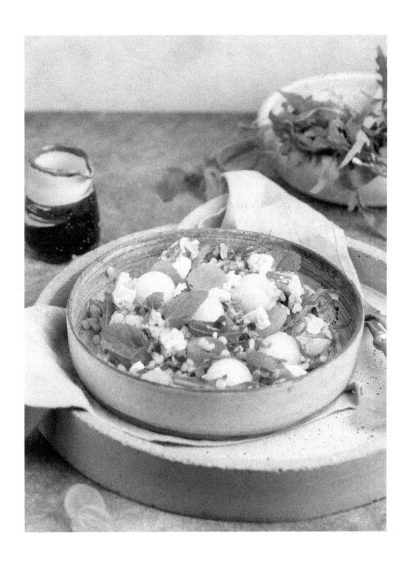

Tonno e couscous

Tempo di preparazione:10 minuti

Tempo di Cottura:<t0/> 0 minuti

Porzioni: 4

Ingredienti:

- 250 ml di brodo di pollo

- 220 grammi di couscous

- Un pizzico di sale marino e pepe nero

- 285 grammi di tonno a pezzi in scatola sgocciolato

- 470 grammi di pomodori ciliegia tagliati a metà

- 50 grammi di peperoncini tagliati a fette

- 20 grammi di prezzemolo tagliato a pezzetti

- 1 cucchiai di olio di oliva

- 30 grammi di capperi scolati

- Il succo di mezzo limone

Indicazioni:

- Mettere il brodo in una padella, portare a ebollizione a fuoco medio-alto, aggiungere il couscous, mescolare, togliere dal fuoco, coprire, lasciare da parte per 10 minuti, amalgamare il tuttocon una forchetta e trasferire in una ciotola.

- Aggiungere il tonno e il resto degli ingredienti, saltare e servire subito per il pranzo.

Valori nutrizionali:

- Calorie 253

- Grassi 11,5

- Carboidrati 16,5

- Proteine 23,2

Pollo ripieno di peperoni

Tempo di preparazione: 10 minuti

Tempo di Cottura: 0 minuti

Porzioni: 6

Ingredienti:

- 185 grammi di yogurt greco

- 2 cucchiai di mostarda

- Sale e pepe nero a piacere

- 450 grammi di carne di pollo da rosticceria tagliata a cubetti

- 4 gambi di sedano tagliati a pezzetti

- 2 cucchiai di aceto balsamico

- 1 mazzetto di scalogni tagliati a fette

- 15 grammi di prezzemolo tagliato a pezzetti

- 1 cetriolo tagliato a fette

- 3 peperoni rossi tagliati a metà e privati dei semi

- 475 grammi di pomodori ciliegia tagliati a Quattro

Indicazioni:

- Aggiungere il pollo in una ciotola con il sedano e il resto degli ingredienti tranne i peperonie girare bene.

- Farcire le metà dei peperoni con il mix di pollo e servire per pranzo.

Valori nutrizionali:

- Calorie 266

- Grassi 12,2,

- Carboidrati 15,7

- Proteine 3,7

Frittelle di tacchino e salsa

Tempo di preparazione: 10 minuti

Tempo di Cottura: 30 minuti

Porzioni: 4

Ingredienti:

- 2 spicchi d'aglio tritati

- 1 uova

- 1 cipolla rossa tagliata a pezzi

- 1 cucchiaio di olio di oliva

- Un pizzico di fiocchi di pepe rosso

- 450 grammi di carne di tacchino macinata

- Mezzo cucchiaio di origano secco

- Spray da cucina

- Per la preparazione della salsa:

- 185 grammi di yogurt greco

- 1 cetriolo tagliato a fette

- 1 cucchiaio di olio di oliva

- Un pizzico di aglio in polvere

- 2 cucchiai di succo di limone

- 15 grammi di prezzemolo tagliato a pezzetti

Indicazioni:

- Scaldare una padella con 1 cucchiaio d'olio a fuoco medio, aggiungere la cipolla e l'aglio, soffriggere per 5 minuti, raffreddare e trasferire il tutto in una ciotola.

- Aggiungere la carne, il tacchino, l'origano e i fiocchi di pepe, mescolare e, poi, formare dellepolpette medie con questo composto.

- Scaldare un'altra padella unta con spray da cucina a fuoco medio-alto, aggiungere le polpettedi tacchino e rosolare per 5 minuti su ogni lato.

- Introdurre la teglia nel forno e cuocere le frittelle a 190 °C per altri 15 minuti..

- Nel frattempo, in una ciotola, mescolare lo yogurt con il cetriolo, l'olio, l'aglio in polvere, ilsucco di limone e il prezzemolo e sbattere bene.

- Impiattare, spalmare la salsa e servire per pranzo.

Valori nutrizionali:

- Calorie 364; Grassi 16,8,

- Carboidrati 26,8; Proteine 23,4

Insalatona di salmone

Tempo di preparazione: 10 minuti

Tempo di Cottura: 10minuti

Porzioni: 4

Ingredienti:

- 300 grammi di farro

- Il succo di 2 limoni

- 45 grammi di olio d'oliva + 2 cucchiai

- Sale e pepe nero a piacere

- 1 cetriolo tagliato a fette

- 60ml di aceto balsamico

- 1 spicchio d'aglio tritato

- 15 grammi di prezzemolo tagliato a pezzetti

- 8 grammi di menta tagliata a pezzetti

- 2 cucchiai di mostarda

- 4 filetti di salmone disossati

Indicazioni:

- Mettere l'acqua in una grande pentola, portare a ebollizione a fuoco medio-alto, aggiungere il sale e la farina, mescolare, far sobbollire per 30 minuti, sciacquare, trasferire il tutto in una ciotola,aggiungere il succo di limone, senape, aglio, sale, pepe e 45 grammi di olio, saltare e, per ora, mettere da parte .

• In un'altra ciotola, schiacciare il cetriolo con una forchetta, aggiungere l'aceto, il sale, il pepe,il prezzemolo, l'aneto e la menta e sbattere bene.

• Scaldare una padella con il resto dell'olio a fuoco medio, aggiungere i filetti di salmone conla parte della pelle capovolta, cuocere per 5 minuti su ogni lato, raffreddarli e romperli in pezzi.

• Aggiungervi sopra il farro, aggiungere il condimento al cetriolo, mescolare e servire perpranzo.

Valori nutrizionali:

• Calorie 281

• Grassi 12,7

• Carboidrati 5,8

• Proteine 36,5

Polpette di pollo all'aglio

Tempo di preparazione: 15 minuti

Tempo di Cottura:10 minuti

Porzioni: 4

Ingredienti:

- 250 grammi di pollo macinato

- 1 cucchiaino di aglio tritato

- 1 cucchiaino di aneto secco

- 1/3 di carote grattugiate

- 1 uovo sbattuto

- 1 cucchiaio di olio di oliva

- 30 grammi di scaglie di cocco

- 1/2 cucchiaino di sale

Indicazioni:

- In una ciotola mescolare insieme il pollo macinato, l'aglio tritato, l'aneto secco, la carota,l'uovo e il sale.

- Girare il composto di pollo con l'aiuto della punta delle dita fino a renderlo omogeneo.

- Poi fare delle polpette di medie dimensioni con l'impasto.

- Rivestire ogni polpetta di pollo con le scaglie di cocco.

- Scaldare l'olio d'oliva nella padella.

- Aggiungere le polpette di pollo e cuocerle per 3 minuti su ogni lato. Le polpette di pollocotte devono raggiungere un colore marrone dorato.

Valori nutrizionali:

- Calorie 200 Grassi 11,5

- Fibre 0,6

- Carboidrati 1,7

- Proteine 21,9

Insalata di lattuga con straccetti di manzo

Tempo di preparazione: 10 minuti

Tempo di Cottura: 12 minuti

Porzioni: 5

Ingredienti:

- 115 grammi di lattuga

- 285 grammi. Di petto di manzo

- 2 cucchiai di olio di sesamo

- 1 cucchiaio di semi di girasole

- 1 cetriolo

- 1 cucchiaino di pepe nero macinato

- 1 cucchiaio di paprika

- 1 cucchiaino di spezie italiane

- 2 cucchiaini di burro

- 1 cucchiaino di aneto secco

- 2 cucchiai di latte al cocco

Indicazioni:

- Tagliare il petto di manzo a strisce.

- Cospargere le strisce di manzo di pepe nero macinato, la

paprika e l'aneto secco.

- Preriscaldare la friggitrice ad aria a 185 °C.

- Mettere il burro nel vassoio del cestello della friggitrice e farlo sciogliere.

- Poi aggiungere le strisce di manzo e cuocerle per 6 minuti su ogni lato.

- Nel frattempo, strappare la lattuga e metterla in una grande insalatiera.

- Schiacciare i semi di girasole e cospargerli sulla lattuga.

- Tagliare il cetriolo a piccoli cubetti e aggiungerlo all'insalatiera.

- Poi unire l'olio di sesamo e le spezie italiane . Mescolare l'olio.

- Unire il composto di lattuga al latte di cocco e mescolare con 2 spatole di legno.

- Quando la carne è cotta - lasciarla raffreddare a temperatura ambiente.

- Aggiungere le strisce di manzo all'insalatiera.

- Mescolare delicatamente e condire l'insalata con l'olio di sesamo.

- Servire immediatamente.

Valori nutrizionali:

- Calorie 199

- Grassi 12,4

- Carboidrati 3,9

- Proteine 18,1

Cena

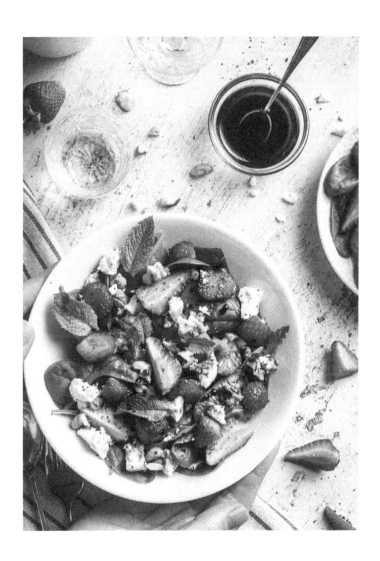

Insalata rinfrescante per cena

Tempo di preparazione: 15 minuti

Tempo di Cottura: 0 minuti

Porzioni: 4

Ingredienti:

Per preparare la vinaigrette:

- 2 cucchiai

- Aceto di sidro di mele

- 2 cucchiai

- Olio extra vergine di oliva

- Sale e pepe nero appena macinato, a piacere

Per preparare l'Insalata:

- 250 gr di pollo cotto tagliato a cubetti

- 200 gr di lattuga strappata

- 1 mela grande, sbucciata, snocciolata e tagliata a pezzi

- 200 gr di fragole fresche, sbucciate e tagliate a fettine

Indicazioni:

- Per la vinaigrette: in una piccola ciotola, aggiungere tutti gli ingredienti e sbatterli bene.

- Per l'insalata: in una grande insalatiera, mescolare tutti gli ingredienti.

- Mettere la vinaigrette sul composto di pollo e saltare per amalgamare il tutto..

- Servire immediatamente.

Valori nutrizionali:

Calorie per porzione: 215

Carboidrati: 12g

Proteine: 20.9g

Grassi: 9.4g

Zuccheri:8g

Sodio: 87mg

Fibre: 2.4g

Insalata di cibo vero

Tempo di preparazione: 15 minuti

Tempo di Cottura: 0 minuti

Porzioni: 2

Ingredienti:

- 170 grammi.

- salmone selvaggio cotto tagliato a pezzetti

- 120 gr di cetriolo tagliato a fettine

- 150 gr peperone rosso con semi e affettato

- 100 grammi di pomodori uva tagliati a quattro

- 1 cucchiaio

- scalogno verde tagliato a pezzetti

- 55 gr di lattuga strappata

- 30 grammi di spinaci freschi strappati

- 2 cucchiai di olio di oliva

- 2 cucchiai di succo di limone fresco

Indicazioni:

- In un'insalatiera, mettere tutti gli ingredienti e mescolare delicatamente in modo da amalgamarlibene.

- Servire immediatamente.

Valori nutrizionali:

Calorie per porzione: 279

Carboidrati: 10g

Proteine: 18.6g

Grassi: 19.8g

Zuccheri: 5g

Sodio: 59mg

Fibre: 2.2g

Insalata leggera da antipasto

Tempo di preparazione: 15 minuti

Tempo di Cottura: 3 minuti

Porzioni: 4

Ingredienti:

- 450 grammi di gamberi crudi, sgusciati e decorticati

- 1 limone tagliato in quattro

- 2 cucchiai di olio di oliva

- 2 cucchiaini di succo di limone fresco

- Sale e pepe nero appena macinato, a piacere

- 2 pomodori tagliati a fette

- 15 gr. di cipolla tagliata a fettine

- 45 gr di olive verdi

- 4 gr di cilantro frescco tagliato finemente

Indicazioni:

- In una pentola di acqua bollente leggermente salata, aggiungere i quarti di limone.

- Poi, aggiungere i gamberi e cuocere per circa 2-3 minuti o fino a quando non diventano rosa eopachi.

- Con un cucchiaio forato, trasferire i gamberi in una ciotola di acqua ghiacciata per fermare ilprocesso di cottura.

- Scolare completamente i gamberi e poi asciugarli con carta assorbente.

- In una piccola ciotola, aggiungere l'olio, il succo di limone, il sale e il pepe nero, e sbatterli finoa quando non sono ben amalgamati.

- Distribuire i gamberi, il pomodoro, la cipolla, le olive e il cilantro nei piatti da portata.

- Aggiungere la miscela di olio e servire.

Valori nutrizionali:

Calorie per porzione: 220

Carboidrati: 5.8g

Proteine: 26.2g

Grassi: 4.5g

Zuccheri:21g

Sodio: 393mg

Fibre: 1.3g

Trancio di tonno marinato

Tempo di preparazione: 5 minuti

Tempo di Cottura: 15-20minuti

Porzioni: 4

Ingredienti:

- 2 cucchiai di olio d'oliva

- Un po' di succo di arancia

- Un po' di salsa di soia

- 1 cucchiaio di succo di limone

- Prezzemolo fresco 2 cucchiai

- 1 spicchio d'aglio

- Un po' di pepe nero macinato

- Un po' di origano fresco

- 4 Tranci di tonno da 115 gr ciascuno

Indicazioni:

- Tritare l'aglio e tagliare l'origano e il prezzemolo.

- In un contenitore di vetro, mescolare il pepe, l'origano, l'aglio, il prezzemolo, il succo di limone,la salsa di soia, l'olio d'oliva e il succo d'arancia.

- Scaldare la griglia usando l'impostazione a fiamma alta.

- Ungere la griglia con olio.

- Aggiungere i tranci di tonno e cuocere per cinque o sei minuti.

- Girare e insaporire con la salsa marinata.

- Cuocere altri cinque minuti o fino a quando lo riterrete opportuno.

- Scartare la salsa marinata rimanente.

Valori nutrizionali:

Calorie: 200

Proteine: 27,4 grammi

Grassi: 7,9 grammi

Pasta all'aglio e gamberi

Tempo di preparazione: 5 minuti

Tempo di Cottura: 15 minuti

Porzioni: 4

Ingredienti:

- 170 gr di spaghetti integrali

- 340 gr di gamberi crudi, sgusciati e decorticati, tagliati in pezzi da 2 cm e mezzo

- 1 mazzetto di asparagi spuntato

- 1 peperone grande tagliato a fette finemente

- 134 gr di piselli freschi

- 3 spicchi d'aglio tagliati

- Un pizzico di sale kosher

- 245 gr di yogurt magro

- 3 cucchiai di succo di limone

- 1 cucchiaio di olio extra vergine di oliva

- 1 cucchiaino di pepe nero macinato

- 35 gr di pinoli tostati

Indicazioni:

- Prendere una pentola di grandi dimensioni e portare l'acqua ad ebollizione

- Aggiungere gli spaghetti e cuocerli per qualche minuto in meno rispetto alle istruzioni delpacchetto.

- Aggiungere i gamberi, il peperone, gli asparagi e cuocere per circa 2-4 minuti fino a quando igamberi non diventano teneri

- Scolare accuratamente la pasta e il suo ripieno.

- Prendere una grande ciotola e schiacciare l'aglio fino a formarne una pasta

- Montare lo yogurt, il prezzemolo, l'olio, il pepe e il succo di limone nella pasta d'aglio

- Aggiungere il mix di pasta e mescolare per bene.

- Servire cospargendo alcuni pinoli!

- Buon appetito !

- Opzioni di preparazione/conservazione dei pasti: Conservare in contenitori ermetici infrigorifero da 1 a 3 giorni.

Valori nutrizionali: Calorie 1406 Grassi 22 g, Carboidrati 28g Proteine 26g

Gamberetti al burro di paprika

Tempo di preparazione: 5 minuti

Tempo di Cottura: 30 minuti

Porzioni: 2

Ingredienti:

- Un pizzico di paprika affumicata

- 30 gr di panna acida

- 225 gr di gamberi tigre

- 27,5 gr di burro

- Sale e pepe nero a piacere

Indicazioni:

- Preriscaldare il forno a 195°C e ungere una teglia.

- Mescolare tutti gli ingredienti in una grande ciotola e trasferirli nella teglia.

- Mettere in forno e cuocere per circa 15 minuti.

- Mettere i gamberi alla paprika in un piatto e mettere da parte a raffreddare per la preparazionedel pasto.

- Distribuire il tutto in 2 contenitori e coprire con il coperchio.

- Mettere in frigo da 1 a 2 giorni e riscaldare nel microonde prima di servire.

- Valori nutrizionali: Calorie: 330; Carboidrati: 1.

- Proteine: 32.6g; Grassi: 21.5g; Zuccheri: 0.2g; Sodio: 458mg

Insalata mediterranea di avocado

Tempo di preparazione: 5 minuti

Tempo di Cottura: 10 minuti

Porzioni: 4

Ingredienti:

- 450 gr di filetti di salmone senza pelle

Condimento della marinatura:

- 3 cucchiai di olio di oliva

- 2 cucchiai di succo di limone fresco spremuto

- 1 cucchiaio di aceto di vino rosso facoltativo

- 1 cucchiaio di prezzemolo fresco tagliato

- 2 cucchiaini d'aglio tritati

- 1 cucchiaino di origano secco

- 1 cucchiaino di sale

- Pepe spezzettato a piacere

Insalata:

- 228 gr di foglie di lattuga romana lavate e asciugate

- 1 cetriolo grande tagliato a dadini

- 2 pomodori Roma tagliati a dadini

- 1 cipolla rossa tagliata a fettine

- 1 avocado tagliato a fette

- 65 gr grammi di formaggio feta sbriciolato

- 60 gr di olive di Kalamata snocciolate o olive nere tagliate a fette

- Spicchi di limone per servire

Indicazioni:

- In una brocca, montare insieme l'olio d'oliva, il succo di limone, l'aceto di vino rosso, ilprezzemolo tagliato; l'aglio tritato, l'origano, il sale e il pepe

- Versare metà della marinata in un piatto largo e poco profondo; conservare la marinatarimanente per usarla come condimento

- Ricoprire il salmone con il resto della marinata

- Mettere una padella o una griglia a livello medio-alto, aggiungere 1 cucchiaio di olio escottare il salmone su entrambi i lati fino a quando non risulterà cotto e croccante.

- Lasciare raffreddare il salmone

-

- Ripartire il salmone tra i contenitori, conservare in frigorifero per 2 o 3 giorni

- Per servire: Preparare l'insalata collocando la lattuga romana, il cetriolo, i pomodori rom, lacipolla rossa, l'avocado, il formaggio feta e le olive in una grande insalatiera.

- Riscaldare il salmone nel microonde da 30 secondi a 1 minuto o fino a quando non è benriscaldato.

- Affettare il salmone e disporlo sull'insalata.

- Condire l'insalata con il restante condimento intatto e servire con spicchi di limone.

Valori nutrizionali: Calorie:411;Carboidrati: ;Grassi totali 12g;Proteine: 28g

Riso e cereali

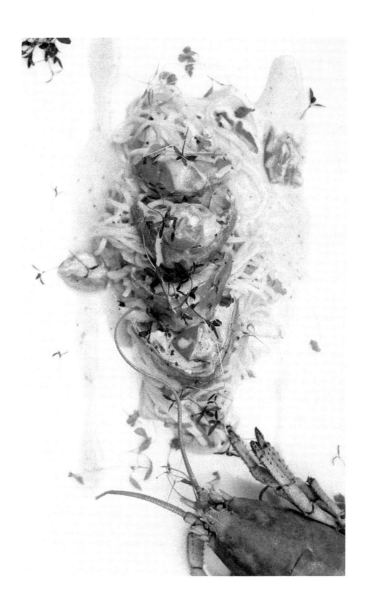

Pasta ai frutti di mare e verdure

Tempo di preparazione: 5 minuti

Tempo di Cottura: 20minuti

Porzioni: 4

Ingredienti:

- Un pizzico di pepe

- Un pizzico di sale

- 450 gr di gamberi crudi sgusciati

- 1 limone tagliato a spicchi

- 1 cucchiaio di burro

- Olio di oliva q.b

- lattine da 140 gr di vongole tagliate, scolate (conservare 2 cucchiai della salsa delle vongole)

- 2 cucchiai di vino bianco

- 2 spicchi d'aglio tritati

- 750 gr di zucchine a spirale (usare uno spiralizzatore per verdure)

- 2 cucchiai di parmigiano grattugiato

- Prezzemolo fresco tagliato usato come guarnizione.

Indicazioni:

- Preparare le zucchine e tagliarle a spirale con uno spiralizzatore per verdure.

- Disporre 175 gr di tagliatelle di zucchine per ogni piatto.

- Per un totale di 4 piatti.

- A fuoco medio, mettere una grande casseruola antiaderente e scaldare l'olio e il burro.

- Soffriggere l'aglio per un minuto.

- Aggiungere i gamberi e cuocere per 3 minuti fino a quando non diventano opachi o cotti.

- Aggiungere il vino bianco, la salsa di vongole conservata e le vongole.

- Portare a ebollizione e continuare a cuocere a fuoco lento per 2 minuti o fino a quando metàdel liquido non sarà evaporato.

- Mescolare costantemente.

- Condire con pepe e sale.

- E se necessario aggiungerne altro a piacere.

- Togliere dal fuoco e distribuire uniformemente la salsa di frutti di mare in 4 piatti.

- Ricoprire con un cucchiaio di parmigiano per piatto, servire e gustare.

Valori Nutrizionali: Calorie: 324.9; Carboidrati: 12g; Proteine: 43.8g; Grassi: 11.3g

Paella di frutti di mare con couscous

Tempo di preparazione: 5 minuti

Tempo di Cottura: 15minuti

Porzioni: 4

Ingredienti:

- 160 gr di couscous integrale

- 115 gr di gamberetti sgusciati e decorticati

- 115 gr di capesante all'alloro private del guscio

- 65 ml di brodo vegetale

- 200 gr di pomodori freschi tagliati a dadini comprensivi di succo

- Pizzico di filamenti di zafferano sbriciolati

- pepe appena macinato q.b

- 1/4 di cucchiaino di sale

- ½ cucchiaino di semi di finocchio

- ½ cucchiaino di timo secco

- 1 spicchio d'aglio tritato

- 1 cipolla media tagliata

- 2 cucchiaini di olio extra vergine di oliva

Indicazioni:

- Mettere a fuoco medio una grande casseruola e aggiungervi l'olio.

- Mescolare la cipolla e soffriggere per tre minuti prima di aggiungere: zafferano, pepe, sale, semidi finocchio, timo e aglio.

- Continuare a soffriggere per un altro minuto.

- Poi aggiungere il brodo e i pomodori e lasciare bollire.

- Una volta ad ebollizione, ridurre il fuoco, coprire e continuare a cuocere per altri 2 minuti.

- Aggiungere le capesante e aumentare il fuoco a medio e mescolare di tanto in tanto e cuocereper due minuti.

- Aggiungere i gamberi e aspettare ancora due minuti prima di aggiungere il couscous.

- Poi togliere dal fuoco, coprire e mettere da parte per cinque minuti prima di mescolareaccuratamente.

Valori Nutrizionali:

Calorie: 117

Carboidrati: 11.7g

Proteine: 11.5g

Grassi: 3.1g

Paella di gamberi fatta con la Quinoa

Tempo di preparazione:10 minuti

Tempo di Cottura: 40 minuti

Porzioni: 7

Ingredienti:

- 450 grammi di gamberi grandi, sgusciati, decorticati e scongelati

- 1 cucchiaino di condimento per frutti di mare

- 135 gr di piselli verdi congelati

- 1 peperone rosso, privato del torsolo, dei semi e della membrana, tagliato a strisce da 1 cm e mezzo.

- 100 di pomodori secchi affettati confezionati in olio d'oliva

- Sale a piacere

- ½ cucchiaino di pepe nero

- ½ cucchiaino di paprika spagnola

- ½ cucchiaino di fili di zafferano (curcuma facoltativa)

- 1 foglia di alloro

- 1/4 di cucchiaino di fiocchi di pepe rosso

- 750 ml di brodo di pollo, senza grassi e a basso contenuto di sodio

- 350 gr di quinoa secca sciacquata per bene

- Olio di oliva q.b

- 2 spicchi d'aglio tritati

- 1 cipolla gialla tagliata a cubetti

Indicazioni:

- Condire i gamberetti con il condimento per frutti di mare e un pizzico di sale.

- Saltare per amalgamare bene il tutto e mettere in frigo fino al momento dell'uso.

- Preparare e lavare la quinoa.

- Mettere da parte.

- A fuoco medio basso, mettere una grande padella antiaderente e scaldare l'olio.

- Aggiungere le cipolle e per 5 minuti soffriggere fino a quando non diventano tenere e morbide.

- Aggiungere la paprika, lo zafferano (o la curcuma), le foglie di alloro, i fiocchi di pepe rosso, ilbrodo di pollo e la quinoa.

- Condire con sale e pepe a piacere.

- Coprire la padella e portare a ebollizione.

- Una volta raggiunta l'ebollizione, abbassare il fuoco a fuoco lento e cuocere fino a quando tuttoil liquido non viene assorbito, per circa dieci minuti.

- Aggiungere i gamberi, i piselli e i pomodori secchi.

- Coprire e cuocere per 5 minuti.

- Una volta fatto, spegnere il fuoco e per dieci minuti lasciar riposare la paella ancora ricoperta.

- Per servire, rimuovere la foglia di alloro e gustare con una spruzzata di limone se si desidera.

Valori Nutrizionali: Calorie: 324.4; proteine: 22g; carboidrati: 33g; grassi: 11.6g

Pasta con gamberetti, limone e basilico

Tempo di preparazione: 5 minuti

Tempo di Cottura: 25minuti

Porzioni: 4

Ingredienti:

- 60 gr di spinaci piccoli

- Mezzo cucchiaino di sale

- 2 cucchiai di succo di limone fresco

- 2 cucchiai di olio extra vergine di oliva

- 3 cucchiai di capperi scolati

- Una manciata di basilico fresco spezzettato

- 450 grammi di gamberi grandi sgusciati e decorticati

- 225 gr di spaghetti crudi

- 3/4 d'acqua

Indicazioni:

- In una pentola, portare a ebollizione 3/4 d'acqua.

- Aggiungere la pasta e lasciare bollire per altri otto minuti prima di aggiungere i gamberi ecuocere a fuoco lento per altri tre minuti o fino a quando la pasta non sarà cotta.

- Scolare la pasta e trasferirla in una piatto.

- Aggiungere sale, succo di limone, olio d'oliva, capperi e basilico e mescolare bene.

- Per servire, mettere circa 30 gr di spinaci sul piatto e condire con 115 gr di pasta.

Valori Nutrizionali:

Calorie: 151

Carboidrati: 18.9g

Proteine: 4.3g

Grassi: 7.4g

Antipasto di penne semplici

Tempo di preparazione:5 minuti

Tempo di Cottura:15minuti

Porzioni: 4

Ingredienti:

- 35 gr di pinoli tostati

- 65 gr di Parmigiano-Reggiano grattugiato

- 225 gr di penne, cotte e scolate

- 1 barattolo da 170 gr di cuori di carciofo scolati, tagliati a fette, marinati e divisi in quarti

- 1 barattolo da 200 gr di pomodori secchi sgocciolati e tagliati a metà conservati nell'olio

- 85 gr di prosciutto tagliato a pezzetti

- 85 gr di pesto

- 90 gr di olive Kalamata snocciolate e tagliate a pezzetti

- 1 peperone rosso medio

Indicazioni:

- Tagliare a fette il peperone, scartare le membrane, i semi e il gambo.

- Su una teglia rivestita di carta stagnola, mettere le metà dei peperoni schiacciati con le mani ecuocere in forno per otto minuti.

- Togliere dal forno, mettere in un sacchetto sigillato per 5 minuti prima di sbucciare e tagliare.

- Mettere il peperone tagliato in una ciotola e amalgamare con carciofi, pomodori, prosciutto,pesto e olive.

- Aggiungere un po' di formaggio e la pasta.

- Trasferire in un piatto da portata e guarnire con un po' di formaggio e pinoli.

- Servire e Buon appetito!

Valori Nutrizionali:

Calorie: 606

Carboidrati: 70.3g

Proteine: 27.2g

Grassi: 27.6g

INSALATE

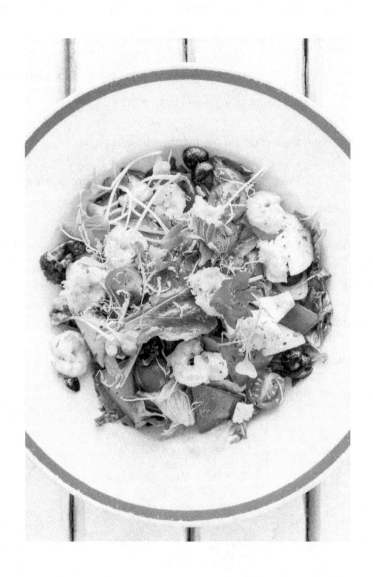

Cocktail di insalata di gamberi

Tempo di preparazione: 35 minuti

Tempo di Cottura: 35 minuti

Porzioni: 8

Ingredienti:

- 460 gr di maionese

- 6 pomodori prugna, con i semi e tagliati finemente

- 60 gr di ketchup

- 30 ml di succo di limone

- 200 gr di uva rossa e verde senza semi, tagliata a metà

- 1 cucchiaio di salsa Worcestershire

- 900 grammi di gamberi grandi sgusciati e decorticati

- 2 cime di sedano tagliati finemente

- 3 cucchiai di dragoncello fresco tritato o 3 cucchiaini di dragoncello secco

- sale e pepe

- 115 gr di insalata romana tagliuzzata

- papaya o 80 gr di mango pelato e tagliato a pezzetti

- prezzemolo o erba cipollina tritata

Indicazioni:

- Mettere insieme la salsa Worcestershire, il succo di limone, il ketchup e la maionese in unapiccola ciotola.

- Mettere insieme in una grande ciotola il pepe, il sale, il dragoncello, il sedano e i gamberi.

- Aggiungere un po' di condimento e saltare bene. Mettere 1 cucchiaio del condimento in 8bicchieri da cocktail.

- Disporre a strati ogni bicchiere con un po' di lattuga, seguita da un po' del composto digamberi, un po' d'uva, un po' di pomodori e infine un cucchiaio di mango.

- Distribuire il condimento rimanente sopra; cospargere d'erba cipollina.

- Servire immediatamente.

Valori nutrizionali:

Calorie: 580

Carboidrati: 16 g

Grassi: 46 g

Proteine: 24 g

Purè di cavolfiore all'aglio e erba cipollina

Tempo di preparazione: 20 minuti

Tempo di Cottura: 18 minuti

Porzioni: 5

Ingredienti:

- 255 gr di cavolfiore

- 75 gr di maionese vegetariana

- 1 spicchio d'aglio

- 1/2 cucchiaino di sale kosher.

- 1 cucchiaio di acqua

- pepe

- succo di limone.

- 1/2 cucchiaini di scorza di limone

- 1 cucchiaio di erba cipollina tritata

Indicazioni:

- In una ciotola che sia adatta al microonde, aggiungere il cavolfiore, la maionese, l'aglio, l'acqua eil sale/pepe e mescolare fino a che il cavolfiore non sia ben ricoperto.

- Cuocere a fuoco vivo per 15-18 minuti, fino a quando il

cavolfiore non diventa quasi molliccio.

- Frullare il composto in un frullatore fino a raggiungere una consistenza completamente liscia,aggiungendo un po' più di acqua in caso il composto sia troppo corposo.

- Condire con i restanti ingredienti e servire.

Valori nutrizionali:

Calorie: 178

Carboidrati: 14 g

Grassi: 18 g Proteine: 2 g

Verdure di barbabietola con formaggio di capra ai pinoli

Tempo di preparazione: 25 minuti

Tempo di Cottura: 15minuti

Porzioni: 3

Ingredienti:

- 150 gr di cime di barbabietola, lavate e tagliate grossolanamente

- 1 cucchiaino di EVOO

- 1 cucchiaio di aceto balsamico senza zucchero aggiunto

- 55 grammi di formaggio di capra secco sbriciolato

- 2 cucchiai di pinoli tostati

Indicazioni:

- Scaldare l'olio in una padella, poi cuocere le barbabietole a fuoco medio-alto fino a quando nonhanno terminato di rilasciare la loro umidità.

- Lasciarle cuocere fino a quando non diventa quasi tenere.

- Insaporire con sale e pepe e togliere dal fuoco. Condire le verdure con una miscela di acetobalsamico e olio d'oliva, poi aggiungere le noci e il formaggio.

- Servire caldo.

Valori nutrizionali: Calorie: 215 Carboidrati: 4 g Grassi: 18 g Proteine: 10 g

Insalata di cavolo e insalata di fragole + condimento al papavero

Tempo di preparazione: 10 minuti

Tempo di Cottura: 20minuti

Porzioni: 2

Ingredienti:

- Petto di pollo 225 gr, affettato e cotto al forno

- Cavolo 70 gr, tagliato

- Miscela di insalata; un po' di (cavolo, insalata di broccoli, carote miste)

- Mandorle scheggiate, 20 gr

- Fragole 200 gr, tagliate a fette

Per il condimento:

- Maionese light, 1 cucchiaio

- Mostarda di Digione

- 1 cucchiaio di olio d'oliva

- Aceto di sidro di mele, 1 cucchiaio

- Mezzo cucchiaio di succo di limone

- 1 cucchiaio di miele

- Cipolla in polvere, 1/4 di cucchiaino

- Aglio in polvere 1/4 di cucchiaino

- Semi di papavero

Indicazioni:

- Montare gli ingredienti del condimento fino a quando non sono ben mescolati, poi lasciareraffreddare in frigorifero. Tagliare a fette i petti di pollo.

- Suddividere 2 ciotole di spinaci, insalata e fragole. Coprire con un petto di pollo affettato (115gr

- ciascuno), poi cospargere di mandorle. Dividere il condimento tra le due ciotole e versare.

Valori nutrizionali:

Calorie: 150

Carboidrati: 17g

Grassi: 1g

Proteine: 7g

Insalata greca di primavera

Tempo di preparazione: 15 minuti

Tempo di Cottura: 0 minuti

Porzioni: 4

Ingredienti:

- 1 testa di scarola tagliata

- 1 testa di cicoria riccia tagliata

- 65 gr grammi di formaggio feta sbriciolato

- 45 gr di olive Kalamata snocciolate e tagliate a pezzetti

- 25 gr di peperoncini affettati con semi

- 3 cucchiai di olio extra vergine di oliva

- Il succo di mezzo limone

- 2 spicchi d'aglio tritati

- Pizzico di aneto secco

- sale

- Sale e pepe nero appena macinato

Indicazioni:

- Mettere insieme in una grande ciotola la scarola e la cicoria.

- Cospargere le olive e i peperoncini di formaggio feta.

- In una piccola ciotola, sbattere insieme l'olio d'oliva, il succo di limone e l'aglio.

- Condire con sale e pepe a piacere.

- Versare il condimento sul composto di lattuga e mescolare.

Valori nutrizionali:

Calorie: 173

Grassi: 14g

Proteine: 5g

Carboidrati: 10g

Zuppe

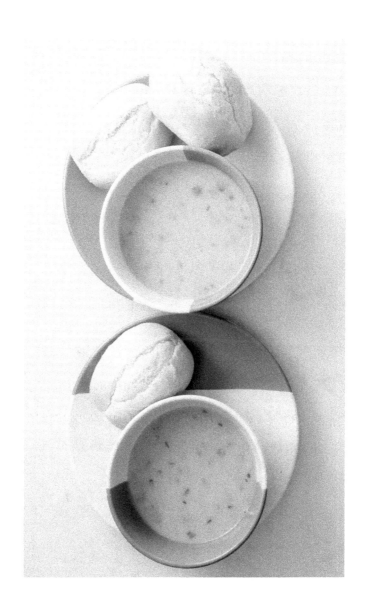

Zuppa cremosa verde

Tempo di Preparazione: 10 minuti

Tempo di Cottura: 30 minuti **Preparazione:** 2

Ingredienti:

- 140 gr di fagiolini freschi, tagliati sottili

- 230 gr di cavoletti di Bruxelles freschi, affettati

- 1 litro e 250 di brodo vegetale a basso contenuto di sodio e senza grassi65 gr di piselli congelati, scongelati

- 4 cucchiai di olio d'oliva1 cipolla bianca, tritata

- 1 cucchiaio di succo di limone appena spremuto4 spicchi d'aglio fresco, tritati

- 1 porro grande, affettare sottilmente sia le parti bianche che le parti verdi, ma tenerle separate1 cucchiaino di coriandolo macinato

- 240 ml di latte magro
- Sale e pepe appena macinato a piacereCrostini per guarnire

Indicazioni:

- Tirare fuori una grande padella e metterla a fuoco basso. Aggiungere l'olio d'oliva e lasciare che l'olio siriscaldi leggermente.

- Aggiungere la cipolla e l'aglio. Cuocere finché non diventano fragranti e morbidi. Fare attenzione a nonfarli diventare marroni.

- Aggiungere le parti verdi dei cavoletti di Bruxelles, il porro e i fagiolini nella padella. Aggiungere il brodo emescolare bene gli ingredienti. Portare il brodo a ebollizione. Quando inizia a bollire, abbassare il fuoco e lasciare sobbollire per circa 12 minuti.

- Aggiungere il succo di limone, i piselli e il coriandolo. Lasciar che il brodo continui a sobbollire per altri 10minuti, o finché le verdure non diventano tenere.

- Togliere il brodo dal fuoco e lasciarlo raffreddare leggermente. Trasferire il composto in un frullatore etenere premuto fino a quando non diventa un composto liscio.

- Tirare fuori una casseruola e aggiungere le parti bianche del porro. Aggiungere il composto frullato nellacasseruola. Mettere la casseruola su fuoco medio alto e lasciare che la zuppa bolla. Ridurre il fuoco al

- minimo e lasciar sobbollire la zuppa per circa 5 minuti

- Tirare fuori un'altra ciotola e aggiungere la farina e il latte. Frullare fino a quando non diventano compostilisci.

- Aggiungere sale e pepe a piacere, se si preferisce.

Valori Nutritivi: Calorie: 163 calorie Proteine: 4 g Grassi : 8 g Carboidrati: 15 g

Zuppa di pollo con orzo e limone

Tempo di Preparazione: 10 minuti

Tempo di Cottura: 40 minuti

Porzioni: 2

Ingredienti:

- 340 gr di petti di pollo senza pelle e disossati1 cucchiaio di olio d'oliva

- 50 gr di sedano tritato

- 50 gr di cipolla bianca tritata

- 1 litro e mezzo di brodo di pollo a basso contenuto di sodio e senza grassi45 gr di carota affettata

- 125 gr di orzo

- 25 gr di aneto fresco tritato

- Sale e pepe appena macinato a piacereMetà del limone

Indicazioni:

- Tirare fuori una grande pentola e mettetela a fuoco medio. Aggiungere l'olio d'oliva e lasciarlo scaldare.

- Aggiungere il sedano e la cipolla. Cuocere fino a quando le cipolle non diventano fragranti e il sedanomorbido.

- Aggiungere al composto il pollo, il brodo di pollo e la carota. Aggiungere sale e pepe a piacere, se sipreferisce.

- Aumentare la temperatura a fuoco medio-alto e lasciare che il brodo bolla. Quando inizia a bollire, ridurreil fuoco e lasciare sobbollire la zuppa per circa 20 minuti, o finché il pollo non è cotto.

- Togliere il pollo dalla pentola, trasferirlo in una ciotola e lasciarlo raffreddare. Coprire la pentola in modoche gli ingredienti all'interno stiano sobbollendo. Quando il pollo è sufficientemente freddo, tagliarlo in piccoli pezzi.

- Aprire il coperchio della pentola e aggiungere l'orzo. Aumentare il calore a medio-alto e lasciare che il brodo bolla per circa 8 minuti. Assicurarsi che il coperchio rimanga sulla pentola durante il processo diebollizione.

- Togliere la pentola dal fuoco e aggiungere l'aneto e il brodo di pollo tagliuzzato.Spremere il succo di limone nel brodo. Servire immediatamente.

Valori Nutrizionali:

Calorie: 248

calorie Proteine: 25 g

Grassi: 4 g

Carboidrati: 23 g

Zuppa fredda di avocado

Tempo di Preparazione: 50 minuti

Tempo di Cottura: 0 minuti

Porzioni: 2

Ingredienti:

- 3 avocado medi maturi, tagliati a metà, privati dei semi, sbucciati e tagliati a pezzi2 spicchi d'aglio fresco, tritati

- 500 ml di brodo di pollo a basso contenuto di sodio e senza grassi, divisoMezzo cetriolo, sbucciato e tritato

- 25 gr di cipolla bianca tritata

- 60 gr di carota tagliata finemente Fette sottili di avocado per guarnirePaprika per spolverare

- Sale e pepe appena macinato a piacereSalsa piccante al pepe rosso a piacere

Indicazioni:

- Mettere 6 ciotole nel congelatore e lasciarle raffreddare per mezz'ora.

- Nel frattempo, tirare fuori il frullatore e aggiungere aglio, cetriolo, avocado, cipolla, carota e un po' di brodo.

- Frullare tutti gli ingredienti insieme fino a quando non formino un composto omogeneo.

- Aggiungere il brodo rimanente. Aggiungere il sale e il pepe e la salsa piccante a piacere, se si preferisce.Frullare di nuovo tutti gli ingredienti fino a renderli omogenei.

- Tirare fuori le ciotole raffreddate e versarvi dentro gli ingredienti frullati.Questa volta, mettere le ciotole in frigorifero per un'altra ora.

- Quando si è pronti a servire, coprire la zuppa con la paprika e le fette di avocado.Servire freddo.

Valori Nutritivi: Calorie: 255 calorie Proteine: 4 g Grassi: 22 g Carboidrati: 15 g

Zuppa di broccoli e patate

Tempo di Preparazione: 10 minuti

Tempo di Cottura: 25 minuti

Porzioni: 2

Ingredienti:

- 85 gr di foglie di scarola, sciacquate e scolate30 gr di farina universale

- 210 gr di cimette di broccoli freschi3 scalogni, affettati

- 225 gr di formaggio Gouda affumicato, tagliuzzato e altro per guarnire500 ml di brodo di pollo a basso contenuto di sodio e senza grassi

- 250 ml di latte di mandorla3 patate medie rosse, tritate

- 2 spicchi d'aglio fresco, tritati

- Sale e pepe appena macinato a piacere

Indicazioni:

- Tirare fuori una grande pentola e metterla a fuoco medio alto. Aggiungere le patate, l'aglio e il brodo di pollo. Portare il composto a ebollizione e ridurre il fuoco al minimo. Lasciare sobbollire il composto per unpo' finché non si nota che le patate cominciano ad ammorbidirsi.

- Usare una forchetta e schiacciare leggermente le patate.

- Aggiungere i broccoli, il latte e gli scalogni. Continuare a scaldare a fuoco lento fino a quando i broccolidiventano teneri e croccanti.

- Abbassare il fuoco al minimo e aggiungere il formaggio Gouda. Continuare a mescolare fino a quando lasalsa si addensa e il formaggio si scioglie.

- Aggiungere sale e pepe per condire, se si preferisce. Servire la zuppa in 4
  Porzioni uguali.Aggiungere altro formaggio e scarola come guarnizione.

Valori Nutritivi:

Calorie: 350

calorie Proteine: 17 g

Grassi: 14 g

Carboidrati: 42 g

Zuppa di tortellini e verdure

Tempo di preparazione: 10 minuti

Tempo di Cottura: 30 minuti

Porzioni: 2

Ingredienti:

- 1 lt di brodo di pollo a basso contenuto di sodio e senza grassi 240 gr di tortellini freschi ripieni di pollo

- 1 grande cipolla bianca, tritata4 spicchi d'aglio fresco, tritati 3 gambi di sedano, tritati

- 1 cucchiaino di erba cipollina tritata

- 60 gr di pomodori a cubetti, non scolati2 cucchiai di olio d'oliva

- 1 cucchiaino di basilico dolce essiccato285 gr di mais congelato

- 1 cucchiaino di timo secco128 gr di carote tritate

- 180 gr di fagiolini congelati tagliati 150 gr di patata cruda tagliata a dadini

Indicazioni:

- Tirare fuori una pentola grande e metterla a fuoco medio. Aggiungere aglio, cipolla, sedano e olio d'oliva.Soffriggere fino a quando si nota che la cipolla e l'aglio non diventano fragranti e morbidi.

- Aggiungere la patata, il basilico, la carota, i fagioli, il brodo, il timo, il mais e l'erba cipollina. Aumentare ilcalore a medio alto e poi portare il brodo a ebollizione.

- Quando inizia a bollire, ridurre il fuoco e coprire la pentola. Lasciare sobbollire il composto per circa 15minuti, o fino a quando le verdure non diventano tenere.

- Aggiungere i tortellini e i pomodori. Togliere il coperchio e lasciare sobbollire la zuppa scoperta per circa 5minuti.

- Servire caldo.

Valori Nutrizionali:

Calorie: 213

Proteine: 7 g

Grassi: 7 g

Carboidrati: 26 g

Zuppa di ostriche tradizionale

Tempo di preparazione: 5 minuti

Tempo di Cottura: 30 minuti

Porzioni: 2

Ingredienti:

- 900 gr di ostriche fresche sgusciate, non sgocciolate4 cucchiai di olio d'oliva

- 100 gr di sedano tritato finemente

- 340 ml di latte evaporato a basso contenuto di grassi60 gr di scalogno tritato

- pizzichi di pepe di cayenna (aggiungetene di più se vi piace più piccante)Pane tostato

- Sale e pepe appena macinato a piacere

Indicazioni:

- Iniziare con le ostriche. Scolare il liquido da loro in una piccola ciotola. Mettere il liquido da parte dato chelo useremo. Mettere le ostriche separatamente.

- Far passare il liquido attraverso un colino per rimuovere qualsiasi materiale solido.

- Tirare fuori una grande pentola e metterla a fuoco medio. Aggiungere l'olio d'oliva. Aggiungere le ostriche,il sedano e lo scalogno.

- Lasciare sobbollire gli ingredienti per circa 5 minuti, o finché i bordi delle ostriche non comincino adarricciarsi.

- Prendere una pentola (o padella) a parte e scalda il liquido delle ostriche e il latte. Quando il composto èsufficientemente caldo, versarlo sulle ostriche. Mescolare tutti gli ingredienti insieme.

- Aggiungere sale e pepe e pepe di cayenna a piacere.

- Servire la zuppa calda con quadratini di pane tostato come guarnizione o a lato.

Valori Nutrizionali:

Calorie: 311

calorie Proteine: 23 g

Grassi: 11 g

Carboidrati: 22 g

Zuppa di melanzane

Tempo di preparazione: 10 minuti

Tempo di Cottura: 30 minuti

Porzioni: 2

Ingredienti:

- cucchiai di olio d'oliva

- 420 ml salsa di pomodoro e basilico a basso contenuto di sodio25 gr di cipolla bianca tritata

- 2 cucchiai di pangrattato italiano2 spicchi d'aglio fresco, tritati

- 500 ml di brodo di pollo a basso contenuto di sodio e senza grassi110 gr di mozzarella tagliuzzata a basso contenuto di grassi

- 1 melanzana piccola, dimezzata e tagliata sottile (circa 165 gr)2 cucchiai di parmigiano grattugiato fresco per guarnir

Indicazioni:

- Preriscaldare il forno a 260 gradi. La temperatura di cottura del forno va da 260 a 290 gradi.

- Se si vuol aumentare la temperatura, ci si può sentire liberi di farlo quando si inserisce il piatto nel forno.

- Tirare fuori una padella antiaderente e metterla a fuoco medio.

Aggiungere l'olio d'oliva nella padella e lasciarlo riscaldare. Aggiungere le melanzane e cuocere per circa 5 minuti, mescolando di tanto in tanto.

- Aggiungere l'aglio e la cipolla e continuare la cottura fino a quando non si nota che le melanzane diventanodi un colore marrone dorato.

- Aggiungere il brodo e la salsa. Aumentare il calore a medio alto e poi lasciare che il composto bolla.

- Quando inizia a bollire, abbassare il fuoco a fuoco lento. Continuare a cuocere fino a quando la zuppa nonsi addensa.

- Tirare fuori una teglia da forno e foderarla con carta stagnola. Usare 2 ciotole di coccio adatte al forno emetterle sul vassoio. Dividere la zuppa in
Porzioni uguali e versarle nelle ciotole.

- Aggiungere il pane grattugiato, la mozzarella e una spolverata di parmigiano.

- Lasciare cuocere il piatto per circa 2 o 3 minuti, o fino a quando il formaggio non si è sciolto ed è diventatodorato.

- Servire caldo.

Valori Nutrizionali:

Calorie: 274; calorie Proteine: 9 g

Grassi: 17 g ; Carboidrati: 23 g

Vegetali

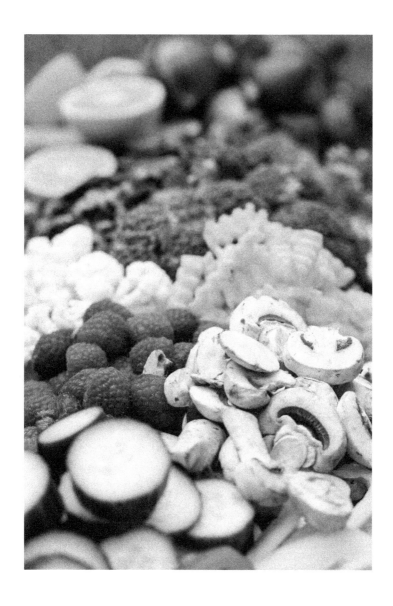

Purè di cavolfiore

Tempo di preparazione: 5 minuti

Tempo di Cottura: 6 minuti

Porzioni: 4

Ingredienti:

- 1 testa di cavolfiore
- 3 cucchiai di burro vegetale fuso237 ml acqua
- Pepe q.b
- Mezzo cucchiaino di sale

Indicazioni:

- Tritare il cavolfiore e metterlo nel cestello per la cottura a vapore. Versare l'acqua nella pentola istantanea e abbassare il cestello.

- Chiudere il coperchio, impostare su MANUALE, e cuocere ad alta pressione per 4 minuti.Rilasciare rapidamente la pressione.

- Schiacciare il cavolfiore con uno schiacciapatate o in un robot da cucina e mescolare con gli altri ingredienti.Servire e Buon appetito!

Valori Nutrizionali:

Calorie: 113

Grasso: 5.9 g

Carboidrati: 4.1 g; Proteine: 3 g 161

Pesto di pomodori secchi

Tempo di preparazione: 5 minuti

Tempo di Cottura: 11 minuti

Porzioni: 5

Ingredienti:

- 20 gr foglie di basilico fresco230 gr pomodori secchi

- 1 cucchiaio di succo di limone

- ½ cucchiaino di saleOlio d'oliva q.b Mandorle q.b

- spicchi d'aglio tritati

- ½ cucchiaino di pepe rosso tritato245 gr di pasta

Indicazioni:

- Cuocere la pasta secondo le istruzioni date. Per fare il pesto, tosta le mandorle a fuoco medio in una piccolapadella per circa 4 minuti.

- In un frullatore, mettere i pomodori secchi, il basilico, l'aglio, il succo di limone, il sale, i fiocchi di peperosso e le mandorle tostate e frullare. Mentre si frulla, aggiungere l'olio d'oliva e frullare finché non si trasforma in un pesto.

- Ora ricoprire la pasta con il pesto e servirla.

Valori Nutritivi: Calorie 256, grassi 13.7g, carboidrati 28.1g, proteine 6.7g 162

Zucchine alla griglia

Tempo di preparazione: 5 minuti

Tempo di Cottura: 10 minuti

Porzioni: 2

Ingredienti:

- zucchine, tagliate a fette1 cucchiaio di olio d'olivaSale e pepe

- 200 gr pomodori, tritati

- 1 cucchiaio di menta tritata

- 1 cucchiaio di aceto di vino rosso

Indicazioni:

- Preriscaldare la griglia.

- Rivestire le zucchine con olio e condire con sale e pepe.Grigliare per 4 minuti per lato.

- Mescolare i restanti ingredienti in una ciotola. Coprire le zucchine grigliate con la salsa alla menta.

Valori Nutritivi: Calorie 71, grassi 5 g, carboidrati 6 g, proteine 2 g 170

Melanzana italiana

Tempo di preparazione: 5 minuti

Tempo di Cottura: 5 minuti

Porzioni: 8

Ingredienti:

- 700 gr di melanzane, tagliate a cubetti 4 gambi di sedano, tagliati in 1 pollice 2 cipolle affettate

- 425 gr di salsa di pomodoro a dadini 2 cucchiai di olio d'oliva, divisi

- 180 gr olive snocciolate e dimezzate 4 cucchiai di aceto balsamico

- 2 cucchiai di capperi scolati

- 1 cucchiaio di sciroppo d'acero 2 cucchiai di basilico secco Sale

- Pepe

- Foglie di basilico per guarnire

Indicazioni:

- Aggiungere tutti gli ingredienti nella

- pentola istantanea. Mescolare per amalgamare bene.

- Chiudere il coperchio. Selezionare MANUALE e cuocere ad alta pressione per 4 minuti.Quando la cottura è completa, fare un rapido rilascio della pressione.

- Guarnire con basilico fresco e servire su riso o noodles.

Valori Nutritivi:

Calorie: 127

grassi: 5.8 g

carboidrati: 11.6

proteine: 3 g 174

Arrosto balsamico glassato

Tempo di preparazione: 5 minuti

Tempo di Cottura: 75 minuti

Porzioni: 4

Ingredienti:

- 1 testa di cavolfiore

- 227 gr di fagiolini, tagliati

- cipolla rossa sbucciata, tagliata a spicchi300 gr pomodori ciliegia

- ½ cucchiaino di sale Zucchero di canna q.b 3 cucchiai di olio d'oliva255 gr aceto balsamico

- cucchiai. prezzemolo tritato, per

Indicazioni:

- Mettere le cimette di cavolfiore in una teglia, aggiungere i pomodori, i fagiolini e gli spicchi di cipollaintorno, salare e irrorare con olio.

- Versare l'aceto in una casseruola, mescolare con lo zucchero, portare il composto a ebollizione e cuocere afuoco lento per 15 minuti fino a ridurlo della metà.

- Spennellare generosamente la salsa sulle cimette di cavolfiore e poi arrostire per 1 ora a 205 gradi fino acottura, spennellando spesso la salsa.

- Al termine, guarnire le verdure con prezzemolo e servire.

Valori Nutritivi:

Calorie: 86

grassi: 5.7 g

carboidrati: 7.7 g

proteine: 3.1 g 177

Contorni

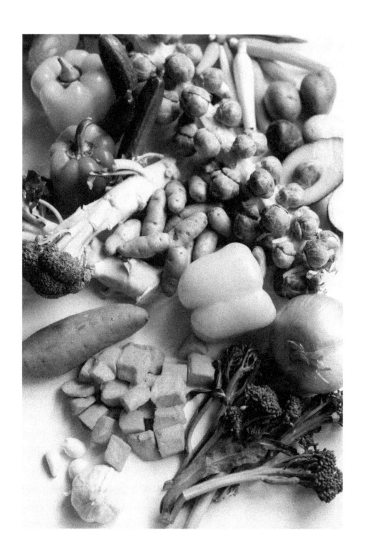

Miscela di cavoletti di Bruxelles e rabarbaro

Tempo di preparazione: 5 minuti

Tempo di Cottura: 20 minuti

Porzioni: 4

Ingredienti:

- 455 gr di cavoletti di Bruxelles, tagliati e dimezzati225 gr di rabarbaro, tagliato a fette

- 2 cucchiai di olio di avocadoSucco di 1 limone

- Un pizzico di sale e pepe nero

- 1 cucchiaio di erba cipollina, tritata 1 cucchiaino di pasta di peperoncino

Indicazioni

- In una padella adatta alla friggitrice, mescolare i germogli con il rabarbaro e gli altri ingredienti, mescolare,mettere la padella nella friggitrice e cuocere a 200 gradi per 20 minuti.

- Impiattare e servire come contorno.

Valori Nutritivi: Calorie 200, grassi 9, fibre 2, carboidrati 6, proteine 9

Cavolfiore cremoso

Tempo di preparazione: 5 minuti

Tempo di Cottura: 20 minuti

Porzioni: 4

Ingredienti

- 455 gr di cimette di cavolfiore

- 120 gr di formaggio cremoso, morbido120 gr di mozzarella, tagliuzzata

- 150 gr di crema di cocco

- 4 strisce di pancetta, cotte e tritateSale e pepe nero a piacere

  Indicazioni

- Nella padella della friggitrice ad aria, mescolare il cavolfiore con la crema di formaggio e gli altri ingredienti,saltare, introdurre la padella nella friggitrice e cuocere a 205 gradi per 20 minuti.

- Impiattare e servire come contorno.

Valori Nutrizionali: Calorie 203, grassi 13, fibre 2, carboidrati 5, proteine 9

Cavolfiore al cumino

Tempo di preparazione: 5 minuti

Tempo di Cottura: 20 minuti

Porzioni: 4

Ingredienti

- 455 gr di cimette di cavolfiore

- 1 cucchiaino di cumino, macinatoSucco di 1 lime

- 1 cucchiaio di burro fuso

- Un pizzico di sale e pepe nero

- cucchiaio di erba cipollina, tritataChiodi di garofano, macinati q.b

Indicazioni

- Nella friggitrice ad aria, mescolare il cavolfiore con il cumino, il succo di lime e gli altri ingredienti, saltare ecuocere a 195 gradi per 20 minuti.

- Impiattare e servire come contorno.

Valori Nutrizionali: Calorie 182, grassi 8, fibre 2, carboidrati 4, proteine 8

Purè di cavolo riccio

Tempo di preparazione: 5 minuti

Tempo di Cottura: 20 minuti

Porzioni: 4

Ingredienti

- cucchiai di burro fuso 455gr di cavolo, strappato230 di panna da cucina

- 4 spicchi d'aglio tritati2 cipollotti, tritati

- Un pizzico di sale e pepe nero

- 1 cucchiaio di erba cipollina, tritata

Indicazioni

- In una padella adatta alla friggitrice ad aria, mescolare il cavolo con il burro, la panna e gli altri ingredienti,mescolare, introdurre la padella nella friggitrice e cuocere a 190 gradi per 20 minuti.

- Frullare il mix con un frullatore a immersione, impiattare e servire.

Valori Nutrizionali: Calorie 198, grassi 9, fibre 2, carboidrati 6, proteine 8

Miscela di avocado e cavolfiore

Tempo di preparazione: 5 minuti

Tempo di Cottura: 20 minuti

Porzioni: 4

Ingredienti

- 900 gr di cimette di cavolfiore

- 150 gr di avocado, sbucciato, snocciolato e tagliato a cubettiSucco di 1 lime

- Mezzo cucchiaino di peperoncino in polvere1 cucchiaio di olio d'oliva

- Sale e pepe nero a piacere2 spicchi d'aglio, tritati

- 1 peperoncino rosso, tritato

Indicazioni

- In una padella adatta alla friggitrice ad aria, mescolare il cavolfiore con l'avocado, il succo di lime e gli altriingredienti, saltare, introdurre la padella nella friggitrice e cuocere a 190 gradi per 20 minuti.

- Impiattare e servire come contorno.

Valori Nutritivi: Calorie 187, grassi 8, fibre 2, carboidrati 5, proteine 7

Quinoa cremosa di broccoli

Tempo di preparazione: 5 minuti

Tempo di Cottura: 20 minuti

Porzioni: 4

Ingredienti

90 gr di quinoa

1 tazza di brodo vegetale 35 gr di cimette di broccoli2 cucchiai di burro fuso

1 cucchiaio di coriandolo, tritato

2 cucchiai di parmigiano, grattugiato

Indicazioni

- In una padella che si adatta alla friggitrice ad aria, mescolare la quinoa con il brodo, i broccoli e gli altriingredienti, mescolare, introdurre nella friggitrice e cuocere a 180 gradi per 20 minuti.

- Impiattare e servire come contorno.

Valori Nutrizionali: Calorie 193, grassi 4, fibre 3, carboidrati 5, proteine 6

Quinoa al pomodoro

Tempo di preparazione: 5 minuti

Tempo di Cottura: 20 minuti

Porzioni: 4

- cucchiai di burro fuso90 gr di quinoa

- 250 ml di brodo di pollo

- 200 gr di pomodori, a cubetti

- 1 cucchiaio di erba cipollina, tritata

Indicazioni

- Nella padella della friggitrice ad aria, mescolare la quinoa con il brodo e gli altri ingredienti, saltare,introdurre la padella nella friggitrice e cuocere a 180 gradi per 20 minuti.

- Impiattare e servire come contorno.

Valori Nutrizionali:

Calorie 193

grassi 8

fibre 2

carboidrati 5; proteine 9

Porri al limone e broccoli

Tempo di preparazione: 5 minuti

Tempo di Cottura: 20 minuti

Porzioni: 4

Ingredienti

- 455 gr di cimette di broccoli2 porri, affettati

- cucchiai di olio d'olivaSucco di 1 limone

- mezzo cucchiaino di cumino, macinato mezzo cucchiaino di coriandolo, macinatoSale e pepe nero a piacere

- 2 spicchi d'aglio, tritati

Indicazioni

- In una padella che si adatta alla friggitrice ad aria, mescolare i broccoli con i porri, l'olio e gli altriingredienti, saltare, introdurre la padella nella friggitrice e cuocere a 180 gradi per 20 minuti.

- Impiattare e servire come contorno.

Valori Nutritivi: Calorie 201, grassi 9, fibre 2, carboidrati 6, proteine 9

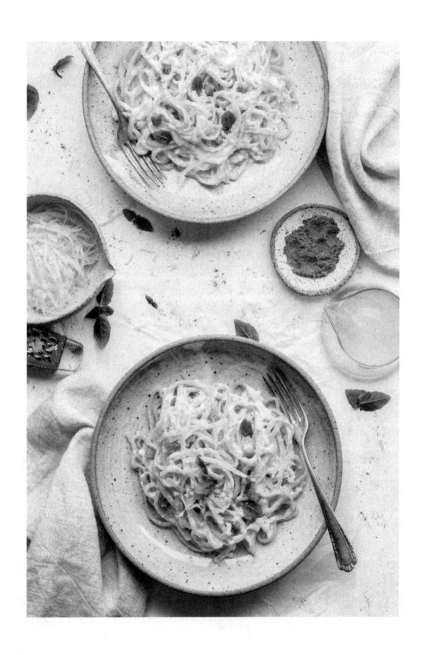

Conclusioni

La dieta mediterranea ha dimostrato di migliorare la salute del cuore, diminuire il rischio del morbo di Alzheimer e del morbo di Parkinson, ridurre il grasso corporeo e persino prevenire il diabete. Nel corso dei decenni, i ricercatori hanno esaminato ciò che distingue questa dieta da altre diete popolari come Atkins o Paleo e pensano che si tratti dell'uso dei cereali integrali rispetto a quelli raffinati; fonti di grasso a base vegetale come l'olio d'oliva rispetto ai grassi animali; un consumo abbondante di verdure; una grande varietà di frutta e noci. Inoltre, un po' di vino rosso! Questo libro è un'esplorazione per le persone che sono interessate a migliorare la loro salute o a ridurre il loro peso. Passando a una dieta mediterranea, mangerete più verdure, cereali integrali, pesce, noci e olio d'oliva (piuttosto che burro), il tutto riducendo l'assunzione di zucchero e di alimenti trasformati. Questo libro vi darà le cose di cui avete bisogno per preparare facilmente i vostri pasti con ingredienti che vi daranno la sensazione di essere soddisfatti e pieni di energia. In questo libro leggerete i vari tipi di gruppi alimentari che compongono la Dieta Mediterranea, così come un sacco di gustose ricette per la colazione, il pranzo e la cena. Questi pasti sono progettati per gli individui che possono essere impegnati o senza accesso a una cucina completa. Ci sono ricette che sonoprogettate per servire due persone anche se alcune potrebbero facilmente soddisfare tre persone se servite come
Porzioni da antipasto. Questo libro è progettato sia per i principianti che per i cuochi avanzati. Le ricette sono state suddivise in modo da

essere cucinate in modo semplice, con l'aggiunta di foto che non porteranno chiedervi: "Cosa faccio dopo?" Se sei un cuoco esperto, troverai le ricette molto gestibili. I cuochi più esperti possono anche usare questo libro come punto di partenza per creare i propri piatti con ingredienti e sapori di tutta l'area mediterranea.

La dieta mediterranea sottolinea il consumo di frutta, verdura, cereali integrali, legumi, noci e semi. Il principio guida della dieta mediterranea è quello di mangiare prodotti locali di stagione. In alcuni paesi questo significa mangiare pasti che variano a seconda che ci si trovi in un clima arido o in una lussureggiante foresta pluviale. Più spesso, comunque, significa mangiare pasti basati su ciò che viene coltivato durante l'anno nella vostra zona. Per questo motivo la dieta mediterranea è considerata stagionale,poiché ci sono determinati tipi di frutti e verdure che si trovano durante determinate stagioni.

I principi fondamentali della dieta mediterranea sono di consumare molti cibi interi nella loro forma naturale e prediligere uno stile di vita attivo. La dieta è anche nota per la concessione di quantità moderatedi vino. Nel modo in cui la dieta è progettata, si possono avere 2 bicchieri di vino a pranzo e a cena ogni giorno. In merito a ciò, potrebbe risultarvi un regime non troppo restrittivo, ma tenete presente che l'americano medio consuma più di 3 drink al giorno e c'è stato un aumento del 60% nel consumo di alcol dal 2005 (Fonte: National Institute on Alcohol Abuse and Alcoholism).

La dieta mediterranea è stata originariamente progettata da Ancel Keys negli anni '60 per prevenire malattiecardiache, pressione alta e ictus.

Keys viaggiò per il mondo per raccogliere dati su varie popolazioni con diversi modelli alimentari e stili di vita. Dopo aver analizzato i dati, Keys identificò 5 paesi che avevano casisignificativamente più bassi di malattie cardiache: Grecia, Italia, Spagna, Jugoslavia e Paesi Bassi. Chiamò questo stile alimentare "Dieta Mediterranea" data la posizione geografica nel Mar Mediterraneo.

Nei decenni successivi, è diventato evidente che le persone che seguivano questa dieta presentavano minoricasi di malattie cardiache e ipertensione, oltre ad avere minori casi di obesità, diabete e cancro. Con la conoscenza che abbiamo acquisito, possiamo ora esaminare da cosa è composta questa dieta.

its nature, it is presented without assurance regarding its prolonged validity or interim quality. Trademarks that are mentioned are done without written consent and can in no way be considered an endorsement from the trademark holder.

CPSIA information can be obtained
at www.ICGtesting.com
Printed in the USA
BVHW042329170521
607268BV00013B/311

9 781802 551273